AF454700

LETTRE

DE

M. JANIN DE COMBE BLANCHE,

A M. CADET,

Apothicaire de Paris, Membre de l'Académie Royale des Sciences, Commissaire des objets de Salubrité, &c.

Soutenir que le vinaigre, en neutralisant l'alkali volatil putride, augmente la puanteur, c'est parler contre l'expérience ; il est de fait que cet alkali volatil est la cause immédiate de la mauvaise odeur, donc cet acide, en enchaînant la cause, ne peut augmenter l'effet.

Les difficultés affermissent la vérité, ce sont autant de fanaux mis sur la route pour nous empêcher de nous égarer.

DE MAIRAN.

A VIENNE,

Et se trouve,

Chez LES PRINCIPAUX LIBRAIRES.

M. DCC. LXXXIII.

AVEC APPROBATION ET PERMISSION.

APPROBATION
DU CENSEUR ROYAL.

M. le Lieutenant Général de Police, à Lyon, m'ayant invité à examiner un manuscrit intitulé : *Lettre de M. Janin de Combe Blanche, à M. Cadet, Membre de l'Académie Royale des Sciences de Paris, &c.*, je l'ai lu avec l'attention due à la célébrité de la discussion qui en fait le sujet, laissant à l'auteur le soin de justifier la vérité des faits, l'exactitude des citations, la solidité des principes, la justesse des raisonnements qu'il a employés ; je me suis particuliérement occupé à reconnoître si cet ouvrage polémique étoit écrit avec les ménagements qu'exige une sage & nécessaire liberté. Sous ce point de vue, il me semble que ce manuscrit ne contient rien qui doive en empêcher l'impression. A Lyon, ce 13 novembre 1783.

Signé BRISSON.

PERMISSION.

Vu l'approbation du Censeur royal, permis d'imprimer, par nous Maire & Echevin, Lieutenants Généraux de police, & à la charge de se conformer aux réglements concernant la librairie. A Vienne, ce 16 novembre 1783.

Signés GINET, Maire; RONIN; RIGOLLIER.

LETTRE

DE

M. JANIN DE COMBE BLANCHE,

A M. CADET,

Apothicaire de Paris, Membre de l'Académie Royale des Sciences, Commiſſaire des objets de Salubrité, &c.

VOUS né pouvez ignorer, Monſieur, que mes moyens antiméphitiques ont été ſoumis à dix neuf expériences, avant qu'ils fuſſent connus du public; vous ne pouvez ignorer que le miniſtre avoit nommé des commiſſaires à Lyon, à Verſailles & à Paris, pour en vérifier les ſuccès: enfin, vous ne pouvez ignorer que les trois rapports ont été à l'avantage de ma découverte, ce qui détermina le gouvernement à l'adopter. A peine fut-elle imprimée, que le public déſinfecta ſes habitatious; on déſinfecta les hôpitaux, notamment celui des gardes-françoiſes. Tant de ſuccès

A 2

augmenterent l'enthoufiafme : de la capitale il paffa
dans les provinces ; en falloit-il davantage pour
éveiller la jaloufie & l'intérêt ? D'abord , on enfanta
un manufcrit , dans lequel on contefta mes fuccès ; on
le colporta de maifon en maifon , de café en café :
enfin , on le fit parvenir en province , & cela fans
égard pour le témoignage qu'avoient rendu de mes
fuccès des perfonnes illuftres ; fans égard pour le
public qui vérifioit à chaque inftant que le vinaigre
enchaîne l'odeur infecte. On a plus fait , on a foutenu
que cet acide augmente l'infection. Une affertion
contredite par une multitude d'expériences ne pou-
voit faire fortune , auffi on ne tarda pas à changer
le point d'attaque. On prétendit que le vinaigre , en
détruifant l'odeur fétide , augmentoit le méphitifme ;
on prétendit qu'il falloit avoir un nez chimifte pour
diftinguer la puanteur , des exhalaifons méphitiques.
C'eft à l'aide d'une fi finguliere fuppofition qu'on a
voulu impofer filence au public , qui prenoit , avec
chaleur , la défenfe de l'antiméphitique ; c'eft par un
auffi étonnant paradoxe qu'on fe difpofa à me com-
battre.

Quoiqu'il fût fort aifé de vérifier mes expériences ,
on exigea ma préfence ; il fallut , pour la cinquieme
fois , renouveller mes preuves. J'ignorois quelle main
m'avoit lancé les premiers coups , lorfque le journal
encyclopédique , premier juin 1782 , m'a appris ,
Monfieur , *que vous êtes le premier qui avez éveillé
l'attention publique* , fur les dangers *du vinaigre , pour
déméphétifer les foffes*. Vous avez plus fait encore ,
vous avez fait imprimer , dans ce journal , que *rien
de ce qu'a annoncé M. Janin n'a eu lieu*. Rien ! par
cette feule affertion vous avez voulu anéantir les fuccès

des dix-neuf expériences que j'avois publiées ; par cette affertion , vous avez contefté les fuccès qu'a eu le public par le moyen du vinaigre. Vous n'avez pas borné là votre entreprife , vous avez prétendu 1°. *que le vinaigre augmente l'infection, en neutralifant l'alkali volatil putride ; 2°. qu'il développe l'air inflammable ; 3°. qu'il décompofe le foie de foufre des foffes :* voilà vos trois chefs d'accufation. Quel motif a pu vous déterminer ? Quoi qu'il en foit, c'eft vous, Monfieur, qui me provoquez, c'eft vous qui me forcez d'entrer dans l'arêne ; j'ai pour appui l'autorité des favants & de vos propres ouvrages , c'eft là le code de la loi qui va prononcer entre vous & moi.

Une découverte , dites-vous, auffi utile que celle de M. Janin, pour la fanté *des citoyens & leur commodité, vous a fait défirer de vous en convaincre par vousmême ; ayant appris que le premier mars on devoit faire la vuidange d'une foffe au dépôt du ventilateur ; que l'on avoit effayé de définfecter la veille au matin , au lieu de deux pintes de vinaigre, on en avoit verfé quatre. Les affiftants , dites-vous, n'ont pas trouvé que l'odeur de vuidange fût détruite.*

Quel début ! La fcene fe paffe chez les vuidangeursventilateurs, chez des gens à qui ma découverte faifoit le plus grand ombrage ; ce qui n'eft pas moins fingulier, c'eft que c'eft vous, Monfieur, qui me fourniffez la preuve qu'on n'a pas employé du vinaigre dans votre expérience : voici vos propres paroles.

Dans la féance du 30 *janvier,* affurez-vous, *M. Marand a fait part à l'académie d'une expérience dont il avoit été témoin , & dans laquelle M. Janin avoit, au rapport de cet académicien , combattu efficacement le méphitifme de la lunette de fes commodités.*

J'ai donc raifon de foutenir qu'on n'a point employé de vinaigre dans votre expérience. Il eft évident que, *le vinaigre ayant combattu efficacement le méphitifme des commodités de M. Morand*, cet acide auroit produit le même effet en votre préfence, fi on l'avoit employé. *Vouloir démontrer en chimie, fans expérience, c'eft vouloir conftruire un édifice fans fondement ; au temps où nous vivons*, continue M. le docteur *Pieftch, on n'ajoute plus foi aux paroles d'un chimifte, à moins qu'il ne prouve clairement tout ce qu'il avance, ibid.* pag. 185. Il s'agit donc d'examiner les raifons que vous donnez pour contefter le rapport de M. Morand fur mes fuccès.

Vraifemblablement, dites-vous, *après avoir* neutralifé l'alkali volatil *de la lunette, le vinaigre verfé dans la foffe s'eft borné à* neutralifer *encore quelque peu* d'alkali volatil ; *c'eft, fans doute, ce qui en a* impofé *aux témoins refpectables cités par M. Janin.*

Eft-ce là le langage d'un chimifte ? Expliquez-nous donc comment l'alkali volatil, neutralifé par le vinaigre, a pu en *impofer* à un médecin tel que M. *Morand*, & au médecin qui vérifia mes expériences à la charité de Verfailles : voici ce qu'il a écrit de fa main.

Lamayran *a fait jeter du* vinaigre *dans les latrines & dans toutes les chaifes percées ; depuis quatre jours* toute odeur *a été* éteinte *dans le moment.*

L'alkali volatil neutralifé en a-t-il *impofé* à deux chimiftes, tels que MM. *Cadet & Parmentier*, lorfqu'ils affiftèrent à mes expériences aux invalides ? Rappellez-vous qu'un quart de bouteille de vinaigre, verfé dans chaque foffe, avoit produit fur le champ fon effet par la définfection, & malgré l'ufage continuel des foffes immenfes, la puanteur ne s'étoit pas

Differtation fur le nitre, qui a remporté le prix de l'académie de Berlin, en 1749, pag. 182, edition de Paris, 1776.

encore renouvellée quarante-huit heures après. Auriez-vous gardé le silence si l'alkali volatil neutralisé avoit pu en *impofer* à mes commiffaires? Votre filence étoit un aveu tacite de l'étonnement où ils étoient tous de mes fuccès ; néanmoins, à peine ma découvere a été publiée, que votre accufation a été lue à l'académie. Vous attaquez le vinaigre, & pourquoi l'attaquez-vous? parce que cet acide a réuffi. C'eft vous-même qui l'avez fait imprimer : *le vinaigre*, dites-vous, *a combattu efficacement le méphitifme des commodités de M. Morand.* Pour le prouver, vous affirmez que *le vinaigre neutralife l'alkali volatil,* & vous annoncez cette vertu du vinaigre par une double affirmation. Quelles preuves plus évidentes que celles-là des fuccès de cet acide Cependant, c'eft cette preuve qui a fervi de bafe à votre délation. *Le vinaigre*, affurez-vous, *verfé dans la foffe, s'eft borné à neutralifer* l'alkali volatil, *ce qui en a impofé aux témoins refpectables cités par M. Janin.* C'eft incroyable, le fuccès du vinaigre en a *impofé*; c'eft comme fi vous aviez dit : Meffieurs, la découverte de M. Janin détruit le principe du méphitifme & du danger, & c'eft parce qu'elle attaque la tête de l'hydre, & qu'elle le met dans l'impuiffance de nuire, que cette découverte eft mauvaife, & c'eft parce qu'elle réuffit qu'il faut le profcrire. Il eft aifé de former une accufation, tandis que, pour l'anéantir & fe juftifier, il faut invoquer une foule de témoignages, feul & unique moyen de faire connoître la vérité ; & comme *ce n'eft pas un feul fait*, dit la fociété de médecine, *mais une fuite de faits bien avérés qui conftitue l'expérience ;* il faut ici multiplier les faits, afin de démontrer que l'alkali volatil eft le principe de la puanteur & du méphitifme ; il faut prouver que cet alkali volatil eſt la ſeule cauſe des accidents qui ſurviennent dans tous les dépôts d'infection ; enfin , qu'il eſt impoſſible que cet alkali putride , neutraliſé par le vinaigre , puiſſe en impoſer à perſonne : je vais le mettre en évidence par des autorités & par des faits démonſtratifs & irréſiſtibles.

Des cadavres, dit M. Maret, *ayant été tirés de leur cercueil & enſuite entaſſés , on les a couverts de chaux , & cette chaux a été humectée par pluſieurs ſceaux d'eau ; il s'eſt développé rapidement un alkali volatil, chargé d'une huile fétide , qui s'eſt échappé ſous la forme de vapeurs. En vain les foſſoyeurs ſe ſont-ils empreſſés de fermer l'entrée du caveau , à en ſceller la pierre , les vapeurs ſe ſont fait jour par les joints de cette pierre ; elles ont même percé la voûte , & ſe ſont répan-* dues *dans l'égliſe qui devint inhabitable.* Cet événe- ment a eu lieu à Dijon.

Mémoires ſur les ſepul- tures , p. 37.

L'alkali volatil putride eſt donc funeſte , puiſqu'il a rendu une égliſe inhabitable ; il eſt donc corroſif, puiſ- qu'il a percé la voûte d'une égliſe ? Puiſqu'il eſt corroſif, il n'y a nul doute qu'il eſt dangereux. Vous ne pouvez en diſconvenir ; car, vous avez dit, dans vos obſerva- tions ſur les foſſes : *Notre vue*, dites-vous, *s'étant portée ſur l'intérieur du tuyau du ventilateur, nous le trouvâmes corrodé, ces tuyaux ne mettent pas beaucoup de temps à être criblés de trous*, pag. 31 ; puiſque, d'après votre aveu, l'alkali volatil putride ronge le fer, quelle action violente ne doit-il donc pas exercer ſur les organes de la reſpiration de ceux qui y ſont expoſés ? Mais , cette vapeur ſaline eſt-elle conſtante , eſt-elle paſſagere , eſt-elle la cauſe de la puanteur & du méphi- tiſme ?

Dans le grand nombre d'auteurs que je pourrois

consulter pour résoudre toutes ces questions , je donne la préférence aux membres de l'académie royale des sciences ; le prononcé de vos confreres sera ici d'un plus grand poids. M. Baumé ayant mis, dans une cruche , douze pintes d'urine fraîche , & trois livres de chaux éteinte à l'air ; *ce mélange , assure-t-il , a exhalé une odeur d'alkali volatil pendant plus de deux mois ; au bout de six mois elle avoit toujours une odeur fétide d'alkali volatil.* Cette expérience prouve que l'urine fournit une quantité énorme d'alkali volatil fétide , puisque six mo's n'ont pu détruire celui de douze pintes de ce fluide , & cela malgré l'adition de la chaux , qui le développe en plus grande quantité & plus rapidement ; la chaux n'est pas la seule substance qui développe l'alkali volatil. M. Baumé *a vérifié, nombre de fois , que l'alkali fixe , versé sur la viande fraîche , a dégagé sur le champ une odeur vive , pénétrante , qui est de l'alkali volatil ; c'est une preuve que l'alkali volatil existe tout formé dans les matieres animales. Ceux qui se volatilisent dans la putréfaction , sont , dit-il , d'une fétidité insupportable , tirant toujours sur l'odeur de la matiere fécale.* L'alkali volatil putride est donc la cause de la puanteur , c'est un fait constaté par l'expérience , mais cela ne vous a pas empêché de soutenir la négative ; il faut donc vous convaincre de votre erreur, en vous opposant encore des faits bien avérés , qui démontrent incontestablement que l'alkali volatil est seul la cause de la mauvaise odeur qui s'exhale des corps putrides.

M. *Cornette ayant mis douze livres de chaux vive dans un vaisseau , il l'a humectée avec de l'urine , il a continué d'en ajouter de nouvelle , lorsque cette masse commençoit à se dessécher , cette opération a été entre-*

Chimie expérimentale, tome III, page 594.

Phram. P. 437 & 438,

tenue pendant six mois ; pendant cet espace de temps, il s'est dégagé de ce mélange une odeur très-forte d'alkali volatil. Ce chimiste lessiva cette matiere & la fit évaporer ; il vit, avec surprise, que tout le sel contenu dans l'urine avoit été détruit par la chaux. Qu'étoit devenu ce sel ? il avoit infecté l'air par son *odeur très-forte d'alkali volatil* ; lorsque ce sel fut évaporé, *la matiere perdit entiérement sa mauvaise odeur,* ibid. (a) C'est donc, avec raison, que le célebre M. *Macquer* assure que *la mauvaise odeur de l'urine n'a pas d'abord le piquant de l'alkali volatil, elle n'est due cependant qu'à ce sel.* Pour le prouver, il ajoute, *si l'on méle de l'alkali fixe, ou de la chaux vive, dans de l'urine, même la plus fraîche, & qui n'ait pas la moindre mauvaise odeur, il s'y développe aussitôt une odeur d'alkali volatil & d'urine pourrie des plus piquantes ;* comme il ne peut y avoir, en si peu de temps, de putréfaction réelle, on ne peut guere attribuer l'alkali volatil, qui se dégage dans cette expérience, qu'à la décomposition du sel ammoniacal. Cette expérience est si frappante que MM. *de Tournefort, de Haen, James, Pringle, Roux, Simon, Navier, Gardane, Clerc & de Fourcloy* l'ont insérée dans leurs ouvrages. Un fait, connu de tout le monde, se présente pour la confirmer ; lors-

Mémoires sur le salpê-tre, p. 42.

Diction. de chimie, t. IV, p. 290.

(a) Ce fait a été vérifié par MM. *Pott, Mazotta & Wisck.* M. *Cornette* assure que M. *Delassone* a fait un travail sur cette matiere, *dans lequel il démontre que la chaux vive détruit le plus grand nombre des mucillages, & toutes les substances salines ; de sorte qu'il n'en reste plus le moindre vestige,* ibid. Que conclure de la ! que la chaux accélere la putréfaction, & développe plus rapidement l'alkali volatil & ses dangereux effets, c'est ce que je prouverai par un nombre de tristes événements.

qu'on a mangé des afperges, l'urine eft fur le champ fétide, à caufe du fel ammoniacal dont ce végétal abonde. M. *Pringle* a remarqué que les perfonnes qui font ufage du remede de Mlle. *Stephens*, qui eft un alkali favoneux, rendent une urine infecte & l'alkali volatil tout développé. Refte à favoir quel eft l'effet des fubftances putrides, fans aucune addition de chaux ni d'alkali fixe, l'académie royale des fciences va nous en inftruire. Elle a publié, en 1717, *que le fuc des herbes qu'on laiffe fur le mare tombe en putréfaction, alors la matiere fe change en fel volatil, mêlé d'huile à demi exaltée, ce qui fait l'odeur pénétrante, mais puante & défagréable des fumiers d'herbes pourries,* pag. 295, in-12.: elle ajoute, *les fels volatils déga- gés de la partie terreufe, font imprégnés de la partie huileufe des animaux & des plantes en putréfaction, & s'évaporent dans l'air; les parties huileufes fe mani- feftent dans les fels volatils par l'odeur fétide que répandent ceux des plantes & des animaux,* pag. 318. Il réfulte de tous ces faits que la puanteur n'a lieu que l'alkali volatil.

Réponfe à
M. de Haen.

C'eft ainfi que tous les corps & les végétaux, en putréfaction, furchargent l'atmofphere de l'alkali volatil & de fon huile fétide, il ne refte qu'une terre infipide; en auriez-vous encore le moindre doute, lifez les ouvrages de *Bacon Verulam,* de *Boile,* de *Daniel Cox,* de *Stahl,* de *James,* de *Hecker,* de *Pringle,* de *Macbride,* de *Boerhaave,* de *Gaber,* de *Haen,* de *Navier,* de *Baijteux,* de *Haller,* de *Gil- bert* & de MM. *Coulas, Goudar, Paul, Spielmann* & de Mme. *la préfidente d'Arconville.*

Tous ces favants ont fait des recherches fur les caufes & les effets de la putréfaction animale &

Effai fur la
putrefaction,
vol. in-8. de
578 pages.

végétale ; ils ont reconnu que toutes ces fubftances fe
convertiffent en alkali volatil, chargé d'une huile
très-fétide, enfin, il ne refte qu'une terre inodore &
infipide.

D'après tant d'autorités, d'après tant d'expériences
décifives, il eft certain que l'alkali volatil eft la caufe
efficiente de la puanteur, & qu'elle n'exifte que par
le développement de ce fel, c'eft un fait inconteftable;
néanmoins, vous foutenez qu'en détruifant la caufe
on augmente l'effet. Vous accordez au vinaigre la
puiffance de neutralifer l'alkali volatil putride ; étant
neutralifé, il eft dans un état paffif, & tandis que
vous en convenez, vous prétendez que le vinaigre
augmente *l'odeur infecte ;* enfin, vous foutenez qu'i
augmente le méphitifme.

Par cette affertion, vous avez voulu faire entendre
que le méphitifme & la puanteur font étrangers à
l'alkali volatil. C'eft ainfi que vous avez contredit les
ouvrages de tous les favants ; c'eft ainfi que vous avez
voulu anéantir l'expérience de tous les fiecles. A qui
donc avoir recours pour trancher le nœud de la diffi-
culté que vous avez élevée ? A vous même. Vous avez
traduit l'ouvrage de M. Spielmann en 1770 : on y lit,
*Le fel volatil porte à l'odorat, & caufe la puanteur dans
tous les corps dont la putréfaction eft avancée.* Direz-
vous que je ne vous oppofe qu'une traduction ; afin
de vous ôter jufqu'au moindre prétexte, voici vos
propres expreffions : *La puanteur des commodités n'a
lieu que par l'alkali volatil ; en y jetant,* dites-vous,
*un boiffeau de chaux vive, il diffipe tout l'alkali uri-
neux qui en élevoit l'huile fétide. A la vérité,* affurez-
vous, *la puanteur augmente fur le champ au dernier
degré…. Il n'eft perfonne,* ajoutez-vous, *qui ne pré-*

Inftitut.
de chimie,
t. II, p. 287.

féré une infection forte, mais passagere, à une puanteur moins considérable, mais continue.

Vous n'ignoriez donc pas que l'alkali volatil eſt la cauſe immédiate de la puanteur ; vous n'ignoriez pas que la chaux augmente le développement de ce ſel volatil. Vous avez dit encore plus : en 1778, vous avez fait imprimer *que le méphitiſme, accru par des cauſes étrangeres, rend plus dangereuſes les foſſes qui ont reçu les eaux des blanchiſſeuſes : on l'imagine, dites-vous, aiſément.* Mais, quelle eſt la cauſe du méphitiſme ? Vous nous l'avez expliqué en 1770 : voici vos propres paroles. *L'alkali fixe qui entre dans la compoſition du ſavon, développe l'eſprit volatil urineux, plutôt & plus fortement dans les commodités.* Vous avez donc reconnu que l'alkali volatil eſt le principe du méphitiſme des foſſes ; vous avez reconnu que, plus ce ſel volatil eſt développé par l'action de la chaux, ou par l'alkali ſavonneux qui fait partie de l'eau des blanchiſſeuſes, plus il eſt dangereux ; enfin, vous avez reconnu cet alkali volatil, comme la ſeule cauſe de la puanteur ; votre énoncé en eſt une preuve frappante : ainſi, d'après tous ces faits conſtatés, véri-fiés par vous, on ne peut neutraliſer ce ſel volatil ſans détruire la puanteur, ſans détruire le méphitiſme ; l'un & l'autre ſont ſi inhérents à l'alkali putride, qu'ils ceſſent de frapper l'odorat dès que ce ſel volatil eſt entiérement diſſipé. C'eſt ainſi que vous l'avez fait imprimer : mais dès qu'il a été queſtion de me com-battre, vous avez ſoutenu l'inverſe de votre propre conviction ; oubliant vos propres principes, vous avez lu en pleine académie, & vous avez fait inſérer dans le journal encyclopédique que *le vinaigre, en neutra-liſant l'alkali volatil, augmente la puanteur, augmente*

Inſtitut. de chimie, t. I, p. 173.

Obſerva-tions ſur les foſſes, p. 15.

Inſtitution de chimie, t. I, p. 171.

le méphitifme : vos écrits impliquent une telle contra-
diction, que vous vous êtes mis dans un vrai laby-
rinthe.

Je vois fort bien comme l'on entre,
Et ne vois pas comme on en fort.

LA FONT.

Puifque vous prétendez, dans votre critique, que
c'eft peu de chofe que de neutralifer l'alkali volatil
putride, il s'agit de favoir s'il y a quelque danger
d'être expofé à cette vapeur, des favants vont nous
en inftruire ; ne perdez pas de vue que vous avez reconnu que cette vapeur eft corrofive, qu'elle eft la
fource de la puanteur & du méphitifme des foffes.

La putréfaction, dit M. *Macquer, dénature toutes*
les fubftances, en les métamorphofant toutes, en alkali
Dictionn.
de chimie,
t. III, p. 283. *volatil, en huile fétide & en terre. On s'apperçoit,*
continue-t-il, de ce piquant, qui accompagne l'odeur
des matieres putréfiées dans les cabinets d'aifance,
ou lorfqu'on vuide les foffes, il excite la toux & irrite
les yeux au point d'en tirer des larmes ; il eft dû à une
très-grande quantité d'alkali volatil, qui fe dégage,
lorfque ces matieres font parvenues à une pleine putré-
Ibid. t. III,
p. 283. *faction.* Ce favant dit encore, *qu'une très-longue*
putréfaction de l'urine, diffipe une quantité énorme
Ibid. t. IV,
p. 295. *d'alkali volatil ; l'odeur de ce fel,* dit-il, *eft fi forte*
qu'elle eft capable de faire perdre connoiffance & de
Ibid. t. I,
p. 125. *fuffoquer.* M. *Gardane* qualifie cette vapeur *de méphi-*
tique : elle porte, dit-il, *fur l'organe de la vue, l'in-*
flammation & l'aveuglement, & caufe l'afphyxie.
Cathéchifme
fur les afph.
pag. 47. M. *Baumé* a vérifié *qu'on retire une très-grande*
quantité d'alkali volatil des animaux, les matieres

végétales, qui éprouvent la putréfaction, en rendent presque autant que les substances animales. Il ajoute: *l'alkali volatil est si actif, si pénétrant, qu'on ne peut en supporter l'odeur un instant sans être suffoqué; sa vapeur excite la toux, tire des larmes des yeux, & occasione des ophthalmies très-douloureuses.*

Chimie expér. t. I, p. 75 & 76.

M. Paulet a publié que *l'air chargé d'alkali volatil, s'il est reçu dans cet état dans les poumons, devient un principe de mort ; c'est ce qu'on voit arriver,* dit-il, *à l'ouverture des fosses & des tombeaux.*

Maladies épiz. tom. II, p. 204 & 207.

Eh bien, Monsieur ! voilà des hommes célebres qui ont vérifié que l'alkali volatil putride est le principe de la mauvaise odeur, qu'il a une action violente sur les organes de la respiration & des yeux , au point de suffoquer & de tuer ceux qui le respirent. Il est donc de la plus grande importance de neutralifer cette vapeur putride ; puisqu'elle est violente & corrosive, la neutralisation de ce sel volatil n'a donc pu en *imposer* aux témoins respectables qui avoient été nommés pour vérifier mes succès : leurs poitrines, leurs nez & leurs yeux leur ont prouvé démonstrativement que l'alkali volatil & son huile fétide , étoient neutralifés par l'action du vinaigre ; & tandis que vous accordez à cet acide cette propriété , vous prétendez que c'est ce qui en a imposé ; c'est le comble de la dérision : car, qui en a impofé , expliquez-vous ? mais soyez, je vous prie, d'accord avec vous-même, & ne perdez pas de vue que vous-êtes convenu que cet alkali volatil est le principe du méphitisme & de la puanteur. Quelle raifon a pu vous déterminer à prononcer contre votre propre expérience ?

Vous croyez peut-être que les académiciens que je viens de vous oppofer, ont exagéré les funestes effets de l'alkali volatil qui s'exhale des corps putrécibles. Pour vous convaincre du contraire, joignons ici le témoignage de quelques autres savants chimistes.

M. le duc de *Chaulnes* assure que l'alkali volatil est aussi dangereux que les moffettes. M. *Lavoisier* a expérimenté que les vapeurs de cet alkali sont suffoquantes. M. *Macbride* a prouvé que la putréfaction produit un alkali volatil caustique, très-dangereux à respirer. *Van Helmont* a dit, dans son *Tumulus pestis*, que le gas alkalin des corps en putréfaction, cause & propage la peste : en effet, l'alkalescence en fait le caractere distinctif, selon MM. *James, Géoffroi, Bucquet, Mauduit, Sage*, &c. *Halles* a démontré, par un nombre d'expériences, que l'alkali volatil putride absorbe ou détruit une portion de l'air, & porte atteinte à son élasticité. M. *Priestley* a prouvé, par des faits, que les émanations putrides diminuent le volume de l'air. M. *de Fourcroy* s'exprime ainsi : *le gas alkalin éteint les corps combustibles & tue les animaux.* M. *Hallé* a éprouvé sur lui-même que l'alkali putride porte le plus grand désordre dans l'économie animale.

La société de médecine a fait imprimer, en 1782, que *l'odeur alkaline subsiste long-temps avec l'odeur putride, dont elle reçoit un caractere rebutant, & nauséabonde :* elle ajoute que *cet alkali putride produit un mal de téte, des nausées, des défaillances, & fait trouver mal.* Vous même n'avez pu disconvenir de ses funestes effets, car vous avez déclaré, en 1778, que *quelques idées précoces sur le principe du plomb & de la mitte vous avoient suggéré une expérience qui étoit de développer beaucoup d'alkali volatil à la fois dans les fosses par le moyen de la chaux.* Vous avez donc reconnu

Mercure de France, 15 avril 1779,
Opuscules chimiques, pag. 234.

Diction. de médecine.
Mat. méd. expériences sur l'alkali volatil, aver. pag. 3.
Stat. des végétaux, pag. 146.
Leçons de chimie, t. I, pag. 255.
Mémoires de la société de médecine, t. III, p. 492.

Ibid. p. 506.

Ibid. p. 492.

Observat. sur les fosses, P. 38.

reconnu pour la troifieme fois l'alkali volatil comme principe du méphitifme. Afin de nous en convaincre, & le prouver fans réplique, vous avez expofé *à cette vapeur des oifeaux & un chat, qui y ont perdu la vie fur le champ.* C'eft donc avec connoiffance de caufe que *M. Paulet*, membre de la fociété royale de médecine, a fait imprimer, en 1775, que *les afphyxies dependent de l'alkali volatil corrompu, qui domine dans la vapeur méphitique; alors les yeux de celui qui eft expofé en font quelquefois attaqués en même temps qu'il eft menacé de fuffocation.* Il ajoute : *telle eft l'origine du plomb que les vuidangeurs éprouvent à l'ouverture des foffes.*

Obferva-
tions fur les
foffes, p. 30
& 31.

Maladies
épif. t. II,
pag. 208.

Vous me forcez, Monfieur, de vous accabler fous le poids des autorités & des faits; c'eft par elles que je viens de prouver que l'alkali volatil putride fuffoque. *Suffoquer, étouffer, perdre la refpiration,* font des mots fynonymes, d'après l'académie; c'eft donc l'alkali volatil qui caufe l'afphyxie à ceux qui y font expofés : vous l'avez expérimenté fur des animaux, c'eft un fait conftaté & imprimé par vous; & tandis que vous convenez que je neutralife l'alkali volatil par le moyen du vinaigre, conféquemment que je lui ôte la puiffance de nuire, vous pretendez que c'eft ce qui en a *impofé* à mes premiers commiffaires & aux médecins qui ont vérifié mes fuccès; mais M. Paulet a reconnu que *l'alkali volatil domine dans la vapeur méphitique, qu'il eft l'origine du plomb que les vuidangeurs éprouvent dans les foffes; il a* reconnu qu'il eft un principe de mort.

MM. *Macquer, Baumé, Lavoifier, Cornette, Sage & Géoffroi,* membres de l'académie royale des fciences, ont publié le dangereux effet de l'alkali

B

volatil putride ; *MM. Bucquet, Paulet, Mauduit, de Fourcroy & Hallé*, membres de la société de médecine, ont annoncé les malheurs que cause ce gas alkalin, vous même l'avez reconnu comme principe du méphitisme & de la puanteur. Le vinaigre, d'après votre aveu, enchaîne l'alkali volatil, qui est la partie dominante du méphitisme, c et acide en détruit la force & l'origine, & malgré un aveu si positif, vous avez fait imprimer : *rien de ce qu'à annoncé M. Janin n'a eu lieu.*

Institut. de chimie, t. I, pag. 170.

La vérité n'a point cet air impétueux.

BOILEAU.

Mais, direz-vous, *M. Lavoisier a lu à l'académie un mémoire sur les différents gas de la matiere fécale, dans lequel cet académicien assure que l'on obtient de l'acide méphitique ; que les acides versés sur cette matiere dégagent une énorme quantité de cet air.* Journal de physique, novembre 1782. L'académie royale des sciences a donc entendu la lecture des deux accusations contradictoires contre ma découverte : elles sont si diamétralement opposées que l'une anéantit l'autre, & toutes les deux sont contre l'expérience. Je viens de combattre la vôtre par des autorités & par des faits auxquels vous n'avez rien de solide à opposer, d'autant plus que je vous ai opposé à vous-même ; j'espere avoir le même avantage contre *M. Lavoisier* ; en attendant, je suis,

JANIN, auteur de l'Antiméphitique.

Lyon, ce premier janvier 1783.

ERRATA

De la seconde Lettre à M. Cadet.

PAge 3 , ligne 9 , qu'un de nous deux, *lifez* qu'un de vous deux.

Page 5, ligne 19, *fondée fur l'expérience ,* placez ici le renvoi de la note 5).

Page 6 , derniere ligne, *eft démontré* , placez ici le renvoi (8).

Page 8, la note (12) fe rapporte au texte de *M. Macquer* ; la note (13) au texte de *M. Cadet.*

Page 10 , la note (16) fe rapporte au texte de *M. Macquer* ; la note (17) à celui de la *Société de Médecine* ; à la note 16 , il y a pag. 46, *lifez* pag. 646.

Page 13 , la note (19) fe rapporte à la citation de *M. l'abbé Fontana.*

Page 14 , la note (22) fe rapporte à la troifieme ligne , après ces mots, *l'a rendue malade* ; la note (23) au texte de *M. Lavoifier.*

Page 15 , les notes (26) & (27) au texte de *M. Macquer* ; la note (28) à celui de *M Prieftley.*

Page 16 , Clavendich , *lifez* Cavendich.

Page 20 , la note (38) fe rapporte à *M. Géoffroi.*

Page 23 , la note (39) au texte de *M. Gardane.*

Page 24 , les notes (41) & (42) ont rapport à l'acide que le feu dégage des corps combuftibles.

Page 25 , ligne 7 (dites-vous) le piquant, *lifez* a détruit le piquant.

Page 26 , ligne 4 , *eft difficile d'en fortir* : ici fe rapporte la note 44.

Page 27 , la note (45) fe rapporte au texte de *M. Gardane* ; la note (46) à celui de la *Société de Médecine.*

Page 31 , la note (47) au texte de *M. Prieftch.*

Le Lecteur eft prié de corriger toutes les tranfpofitions que l'Imprimeur a faites , faute d'avoir fuivi littéralement le manufcrit. Tel eft le fort des ouvrages qu'on imprime loin des Auteurs , ils fourmillent de fautes : cet ERRATA en eft le remede.